AF494273

CONSIDÉRATIONS

MÉDICO-LÉGALES

SUR LES CAUSES

DE L'AVORTEMENT

PRÉTENDU CRIMINEL,

Par C. M. Cotte.

Les connaissances rendent les hommes doux, la raison porte à l'humanité : il n'y a que les préjugés qui y fassent renoncer.

MONTESQUIEU, *Esprit des lois*, liv. XV, ch. III.

AIX,

DE L'IMPRIMERIE DE FRANÇOIS GUIGUE, RUE DES GRANDS-CARMES, N° 5.

1833.

INTRODUCTION.

Avant d'entrer en matière, nous avons jugé nécessaire de donner une idée de notre sujet; cet exposé préliminaire, mettra le lecteur sur la voie de l'ouvrage; nous commençons d'abord par donner un apperçu rapide des causes accidentelles de l'avortement; nous passons ensuite à celles que l'on regarde généralement comme volontaires; c'est-à-dire, à la vérification des moyens dont l'application décidée ou irréfléchie dans l'état de grossesse, peut occasionner une révolution dans le système de la matrice et renverser l ordre de la génération. De tout temps, on a prétendu que l'on pouvait détruire directement ou indirectement le produit de la conception par l'emploi de remèdes énergiques; ce préjugé a eu pendant plusieurs siécles de très-pernicieuses influences dans la pratique de médecine; ce fut là sans doute l'origine de cette timidité qui empêchait les gens de l'art d'administrer de pareils remèdes dans les traitemens des maladies des *femmes grosses ; retenus par la crainte de les faire blesser, ils ne suivaient le plus souvent qu'une méthode curative simple et sans action. Mais on est bien revenu maintenant de cette ancienne erreur ; l'expérience a prouvé que cette appréhension n'était fondée que sur des antiques préjugés, et que l'on pouvait tout aussi bien traiter les femmes enceintes comme celles qui ne le sont pas, ce qui fait bien à la mère ne fait point mal à l'enfant*

Les lois pénales défendent sévèrement de donner aux femmes grosses des médicamens dans le dessein formé de les faire avorter ; elles infligent même de peines terribles à ceux qui se rendraient volontairement coupables de ce délit ; un objet de si haute importance mérite l'attention des gens de l'art ; tout médecin instruit et ami de l'humanité sentira comme nous la nécessité d'éclairer la justice sur des principes qui peuvent compromettre à la fois la vie et l'honneur des hommes. Les auteurs de jurisprudence médicale n'ont encore rien dit sur cette matière ; elle est pour ainsi dire encore neuve ; il y a bien dans les livres de médecine quelques observations qui s'y rattachent, mais on ne les à pas appliquées à la question dont il s'agit. Ce défaut d'instruction speciale est cause qu'on s'en tient toujours à ces anciennes maximes qui ont fait rendre des jugements peu équitables. En attendant que de génies capables d'apprécier et de satisfaire à un besoin si généralement senti, viennent éclairer de leurs lumières cet objet important, nous avons osé essayer nous-mêmes d'y jetter quelques considérations; elles tendent toutes à démontrer que l'art ne possède aucun moyen dont l'emploi puisse contraindre la nature à contrevenir aux lois de la fécondation. Pour donner à cette démonstration tous les degrés de certitude et d'utilité convenables, nous avons passé en revue les différens remèdes auxquels on attribue une influence assez active sur les organes de l'utérus pour pouvoir pervertir les fonctions génératives de ces organes; chacun y a été examiné avec l'attention la plus scrupuleuse, mais aucun ne nous a paru capable de produire cet effet. Nombre de recherches nous ont offert des preuves confirmatives en faveur de cette assertion; celles que nous avons apportées sont déduites de l'observation la plus constante et de l'expérience la plus générale. A l'appui de nos considérations, nous avons rapporté les observations de plusieurs médecins recommandables dont l'opinion s'accorde avec la notre. Nous avons également fait mention de quelques-uns de ceux qui avaient émis un sentiment opposé. Par ce moyen, le lecteur pourra juger avec plus de discernement ceux qui sont les mieux fondés en raison et en expérience. Dans les sciences où l'on acquiert journellement de nouveaux faits, il en résulte de nouvelles réfléxions propres à rectifier les principes qui étaient adoptés avant ; la médecine est dans ce cas. Les nouvelles lumières qui éclairent maintenant cette science lui ont fait subir de nombreuses réformes ; à l'époque surtout où nous écrivions, l'anatomie, la physiologie et la matière médicale ont fait d'immenses progrès ; chacune de ces parties est pour ainsi dire renouvellée par les additions et les corrections qu'on y a faites ; on sait aujourd'hui là dessus bien de choses que nos prédécesseurs avaient ignorées, et c'est sur les fondemens de ces nouvelles connaissances que nous avons établi les principes de nos considérations.

CONSIDÉRATIONS

MÉDICO-LÉGALES

SUR LES CAUSES

DE L'AVORTEMENT PRÉTENDU CRIMINEL.

I. On entend par avortement, blessure ou fausse-couche, l'exclusion d'un enfant du sein maternel avant le terme accoutumé. La grossesse est ordinairement de neuf mois; elle subsiste par le moyen de l'adhésion des vaisseaux de la matrice avec le placenta; lorsque cette adhésion est séparée par quelque cause que ce soit avant le temps prescrit par la nature, il en résulte l'avortement. Beaucoup de médecins s'accordent à dire que l'abondance du sang donne souvent lieu à cette séparation; ils pensent également qu'elle arrive par la faute de ce fluïde. On a observé que les efforts réitérés de la garde-robe dans le cas de constipation opiniâtre et ceux du vomissement excité par des affections morbifiques ont produit parfois de fausses couches. Selon les praticiens, elles sont survenues quelquefois à la suite d'une toux très-intense et d'un dévoiement dysentérique. L'action du mariage trop fréquent a aussi fait blesser des femmes grosses ; on en a vu qui ont pris mal à l'occasion d'une grande surprise. Les vives passions de l'âme, telles que les grandes colères et les profonds chagrins ont aussi déterminé l'avortement; on l'a vu survenir après des coups violens portés sur le bas ventre. Il est arrivé à beaucoup de femmes enceintes de se blesser en se livrant à des grands exercices, comme ceux de la danse et du cahotement des voitures dans des endroits raboteux. Les chûtes imprévues ainsi que le soulèvement d'un pesant fardeau ont souvent causé le même accident. Les femmes avortent quelquefois en conséquence d'un appetit désordonné pour des choses qu'elles ne peuvent avoir ou qu'elles n'osent pas demander. Plusieurs auteurs assurent que certains vices organiques de la matrice sont souvent la cause des blessures, et qu'il y en a également beaucoup qui proviennent d'un défaut de conformation de l'ambryon, du cordon ombilical ou du placenta. Les maladies aigües font presque toujours avorter les femmes grosses, quel que soit le temps qu'elles en soient attaquées ; en un mot, si nous pouvions relater ici toutes les causes qui peuvent leur faire prendre mal, on verrait qu'il est beaucoup plus difficile de concevoir pourquoi les fausses couches n'arrivent pas plus souvent, que d'imaginer comment elles arrivent.

II. Outre plusieurs autres causes fortuites reconnues capables de provoquer l'avortement d'une femme enceinte, on croit assez généralement qu'il y a un grand nombre de drogues abominables que de malheureuses créatures emploient dans l'intention criminelle de faire périr leur enfant ; de tout temps les peuples ont été imbus de cette croyance ; les législateurs ont même rangé cet attentat parmi les crimes les plus condamnables. Dans le sixième synode de Constantinople, il est dit : que quiconque donnerait des pareilles drogues aux femmes grosses, serait jugé comme coupable d'homicide. On voit dans l'abrégé de l'embryologie sacrée, tom. 1, chap. 2, que dans le royaume de Sicile, il y a une loi qui punit de la même peine ceux qui procurent l'avortement comme ceux qui y coopèrent, de quelque manière que ce soit. En France le code pénal (art. 317), condamne ces coupables à la réclusion et aux travaux forcés à temps. Nombre de personnes prévenues d'avoir commis ce délit ont été mises en jugement et condamnées d'après les lois. M. le professeur Dionis, dans son traité général des accouchemens, dit qu'il a vu faire mourir à Paris, une sage-femme qui faisait ce maudit commerce. Le 17 décembre 1823, la Cour d'assises des Deux-Sèvres, condamna à dix ans de travaux forcés et à l'exposition, un homme de l'art, convaincu d'avoir fait avorter une fille de Fontenay ; tout récemment encore, le 20 mars 1830, la Cour d'assises de Châlons, a condamné à une heure de carcan et à dix ans de réclusion M. Jean Soldat, desservant de la paroisse de Villeversve, convaincu de tentatives d'avortement sur la personne de Virginie Dolle, sa servante. Par respect pour la chose jugée, nous n'entreprendrons pas d'énumérer ici les différens arrêts de condamnation que les tribunaux de tous les pays ont rendu contre les individus accusés de ce crime, ni les diverses preuves judiciaires sur lesquelles on a motivé ces arrêts; une matière aussi grave nous entraînerait trop loin. D'ailleurs, si la justice a été trompée, on ne peut jamais se servir contre elle de la surprise qui lui a été faite. Nous nous bornerons donc à examiner s'il y a réellement des moyens avec lesquels on puisse porter atteinte aux lois fondamentales de l'engendrement. La médecine a dans ses fastes des observations en grand nombre, il ne s'agit que de les rassembler pour en faire un corps de doctrine, dont la base porterait sur les fondemens solides de l'expérience.

III. Nous remarquerons d'abord que les progrès des lumières ont fait disparaître un grand nombre d'erreurs autrefois répandues dans les instituts de médecine; les remèdes auxquels on attribuait une influence élective sur les organes de l'utérus, n'ont plus aucun crédit parmi les médecins modernes. M. le professeur Cullen, dont le suffrage a presque force de loi, assure d'une manière positive qu'il n'y a pas de médicamens de ce genre et que ceux que l'on employait à cet effet sont absolument dépourvus d'action et de vertu (1). Nombre d'autres médecins célèbres professent les mêmes principes. Le savant Alibert, qui s'est beaucoup attaché à constater les propriétés de toutes les substances médicinales, fait à ce sujet des observations qui méritent de fixer l'attention des gens de l'art : on trouve dans les auteurs surannés de matière médicale, dit cet habile médecin, une liste nombreuse de médicamens que l'on supposait propres aux évacuations ordinaires de la matrice ; les uns, ajoute-t-il, sont adoptés à l'expulsion du fétus et de l'arrière-faix ; d'autres, à ce que l'on prétend, sont plus favorables à l'écoulement des lochies ; enfin il en est auxquels on attribue la faculté de provoquer efficacement la menstruation ; ces derniers sont ceux dont les gens de l'art admettent plus communément l'efficacité et sont d'ordinaire qualifiés d'emménaguogues. Mais M. Alibert observe, avec ce jugement profond qu'on reconnait dans les écrits des vrais praticiens, que l'action de ces médicamens doit être envisagée comme étant infiniment douteuse ; qu'on ne peut certainement pas assurer qu'il existe des substances médicamenteuses qui excitent d'une manière directe l'écoulement des règles en agissant par une propriété spéciale sur les nerfs et les vaisseaux de l'utérus, et qu'il importe de mettre de bornes à la croyance du vulgaire sur cet objet important de thérapeutique (2).

(1) Traité de mat. méd., tom. 1, art. 4, trad. de l'anglais par M. le prof. Bosquillon.

(2) Nouv. élém. de thérapeut. et de mat. méd., t. 2, part. 3, chap. 4, sect. 2.

IV. Si nous étions chargé de poser nous-mêmes ces limites, nous commencerions d'abord par retrancher du domaine de la médecine pratique tous les remèdes prétendus hystériques que l'on suppose propres à favoriser l'accouchement d'une femme en travail. Depuis long-temps les accoucheurs les plus estimés ont observé que ces remèdes n'avaient rien moins que cette propriété. Parmi les praticiens renommés qui en ont reconnu l'inutilité absolue, nous citerons M. Smélie. Ce médecin, dont l'autorité est ici d'un grand poids, s'exprime de manière à faire comprendre qu'on ne doit y avoir aucune confiance : s'il arrive, dit-il, que l'accouchement traîne en longueur et que la femme s'imagine qu'on pourrait lui donner quelques remèdes pour la faire plutôt accoucher, on pourra lui prescrire quelque innocent *placemus* qu'on lui faira prendre par intervalle pour leurrer le temps et satisfaire à son imagination (3). L'expérience nous a également appris qu'il ne fallait pas faire plus de cas des médicamens que l'on croyait favorables à la sortie de l'arrière-faix ; tous les habiles praticiens en ont entièrement abandonné l'usage. M. Levret, qui a exercé pendant long-temps l'art des accouchemens avec une haute réputation, et qui nous a donné sur cette matière un grand nombre de préceptes utiles, en condamne

---

(3) Trait. de la théor. et prat. des accouch., liv. 3, chap. 2, sect. 5, art. 3, trad. de l'anglais par M. de Preville, médecin.

sévèrement l'emploi et dit formellement que tous ces moyens sont les fruits de l'ignorance des temps passés et de l'empirisme le moins instruit (4). Autrefois l'appréciation des prétendues qualités expulsives de ces médicamens se rapportait à des principes purement imaginaires; mais aujourd'hui leur inutilité est fondée sur des faits que l'expérience nous a fait connaître. Avant de finir cet article remarquons encore que M. le professeur Astruc, exhorte les sages-femmes de ne jamais donner aux femmes en couches de ces breuvages que l'on trouve prescrits dans les livres des anciens auteurs (5), et que depuis près d'un siecle les nouveaux maîtres de l'art n'en ont admis aucun dans leurs traités d'accouchemens. Or, s'il est constaté que ces remèdes ne peuvent déterminer les évacuations naturelles de la matrice dans le temps même qu'elle est disposée à ces évacuations, ils produiront bien moins cet effet encore lorsque ce viscères ne se trouvera pas dans cette disposition; cette conséquence en découle naturellement.

V. Ne nous arrêtons pas davantage à combattre une opinion qui n'a plus de partisans; passons à l'examen des emménaguogues, et voyons s'il est vrai, comme on le dit encore, que ces substances pharmaceutiques aient la

---

(4) L'art des accouchemens, liv. 3, chap. 7, sect. 2, n° 192.

(5) L'art d'accoucher, préf. pag. 15.

vertu spécifique de procurer le flux menstruel. Pour résoudre cette question, nous n'avons besoin que de rapporter les observations des médecins qui en ont su apprécier la valeur avec justesse et bonne foi. Ces observations sont déduites de l'expérience clinique la plus consommée; elles peuvent par conséquent suffire pour dissiper tous les doutes que l'on pourrait encore avoir à cet égard. Si nous en croyons l'illustre Cullen, cet ordre de médicamens est le plus infidèle de tous et trompe très-souvent nos espérances. Ce savant praticien ajoute qu'il a vainement employé les emménaguogues les plus recommandés, et qu'il a appris de ses confrères les plus expérimentés qu'ils n'en avaient pas obtenus plus d'effets (6). Tel est l'aveu que la vérité a fait faire à tous ceux qui l'ont cherchée sans prévention; les vrais savans aiment voir et dire les choses telles qu'elles sont. Rien de plus absurde en effet que les fondemens d'après lesquels les anciens médecins avaient jugé l'action de ces médicamens sur les organes de l'utérus; la difficulté, ou pour mieux dire, l'impossibilité de guérir l'aménorrhée par leurs secours, fait voir clairement qu'ils n'ont aucune influence spéciale sur les fonctions de ces organes. Afin de rendre cette vérité plus sensible, nous y ajouterons un raisonnement bien simple, mais auquel nous ne croyons pas qu'on puisse rien opposer de

(6) Traité de Mat., méd., tom. 2, chap. 13, trad. de M. le professeur Bosquillon.

solide. Nous l'empruntons de M. le professeur Venel, c'est ce grand médecin qui parle avec sa franchise habituelle ; nous ne faisons que répéter mot-à-mot ses propres paroles : nous avons une preuve, dit-il, que les emménaguogues n'agissent pas par une force directe vers la matrice, en ce que vainement dans l'état de santé florissante et hors du période on donnerait des remèdes emménaguogues, on ne ferait point un période artificiel, et on ne hâterait pas le période ordinaire (7) ; certes, il faudrait être bien borné ou de très-mauvaise foi pour oser disconvenir de ce fait. Quant à nous, nous croyons fermement que c'est une vérité médicale incontestable. Mais ce n'est pas assez d'avoir démontré que les emménaguogues n'ont aucune influence sur l'appareil organique de l'utérus, il faut encore montrer qu'ils portent plutôt leur action sur d'autres organes. Il nous serait facile de multiplier les faits de cette espèce, car ils sont en grand nombre dans les écrits des praticiens. M. Smélie seul nous en fournirait quelques exemples. Ce savant médecin qui s'en rapporte aux faits et aux paroles duquel on peut avoir confiance, dit qu'il a vu plusieurs malades auxquels on avait administré envain tous les remèdes emménaguogues pour rétablir le cours de leurs règles et qui leur était survenu quelqu'autre évacuation par d'autres

(7) Précis de matière médicale, tom. 1, chapitre 1, article 7.

parties du corps (8). De toutes ces considérations réunies, il résulte évidemment que les emménaguogues n'ont aucune action sur le système génital et que l'usage qu'on pourrait faire de ces médicamens dans l'état de grossesse ne saurait opérer sur ce système des effets capables de provoquer l'avortement.

VI. Avançons, et pour mettre dans tout son jour le sujet que nous traitons, examinons en détail les autres moyens auxquels on attribue la force de contraindre la nature à contrevenir aux lois génératives de la fécondation. Pour établir des principes vrais, il faut les appuyer sur des faits évidens; cette voie est la plus sûre, c'est aussi celle que nous allons prendre, persuadés qu'en la suivant nous ne risquons pas de nous égarer. M. le professeur Bosquillon dit que la théorie de la conception etant fort obscure, celle de l'avortement doit l'être aussi, puisqu'elle en dépend beaucoup (9). Cet argument est sans réplique. En effet, nous connaissons bien la structure anatomique de la matrice, mais nous ne connaissons pas assez le mécanisme de ses fonctions dans l'état de grossesse, pour nous prononcer sur les causes qui peuvent en intervertir l'exercice. Néanmoins M. Bosquillon pense que cette interversion peut être occasionnée par tout ce qui peut augmenter la

---

(8) Observ. sur les accouch., recueil 4, observ. 3, trad. de l'angl. par M. de Preville, méd.

(9) Méd. pratiq. de M. Cullen, t. 2, note 994.

circulation du sang dans les vaisseaux de l'utérus ou affaiblir le ton de ces vaisseaux; il croit même que la saignée est capable de produire cet affaiblissement. Beaucoup de Médecins également recommandables ont émis la même opinion; le patriarche de la médecine le dit lui-même dans l'aphorisme 5 de la section 31. Les grands hommes entraînent souvent par le poids de l'autorité ; un principe faux se propage facilement quand il émane d'un auteur qui par les grands services qu'il a rendus à la science, s'est acquis des droits à la confiance générale. Aussi ce sentiment d'Hypocrate a-t-il toujours été fortement accrédité dans le monde, mais tout n'est pas également vrai dans les livres de ce grand maître de l'art. Nonobstant la juste vénération que nous avons pour ses savans ouvrages, nous ne croyons pas devoir adopter ici son opinion sans aucun examen préalable; il importe beaucoup que la vérité soit connue en toute chose et que l'on fasse disparaître les vieilles erreurs. En médécine les connaissances qui n'ont pas l'observation constante pour base, sont sujettes à être contestées, elles ne deviennent positives que lorsqu'elles reposent sur les fondemens solides d'une expérience générale. Depuis que cette science est éclairée par le flambeau de l'anatomie, il a été démontré d'une manière évidente que les vaisseaux d'une femme enceinte ne s'anastomosent point avec ceux de l'enfant qu'elle porte dans son sein et que la circulation du sang ne se continue pas immédiatement de l'un à l'autre. M. le professeur Richerand qui joint à de profondes connaissances le rare talent de présenter les objets avec beaucoup de clarté et de précision, fait là dessus une observation qui mérite d'être écoutée. Il dit que si l'on ouvre les veines d'une chienne prête à mettre bas, l'animal périt d'hémorragie et meurt exsangue ; cependant, ajoute-t-il, le placenta n'est vide que dans la partie adhérente à la matrice ; l'autre partie de ce gâteau est ainsi que le fétus, remplie de sang comme dans l'état ordinaire (10). Cette observation et bien d'autres que nous pourrions produire prouvent suffissamment que l'existence de l'enfant n'est pas tout-à-fait dépendante de celle qui le porte et qu'il jouit d'une vie particulière. Le célèbre M. Louis, à qui la médecine est redevable d'un grand nombre de découvertes précieuses, pense même qu'il ne tire de sa mère qu'une lymphe ou liqueur nourricière, qu'il est dans son ventre comme l'œuf sous la poule, la mère lui conserve une chaleur douce et lui donne un azyle ; les lois immuables de l'économie animale font le reste (11). On sait dailleurs par beaucoup d'histoires certaines que l'enfant ne meurt pas en même temps que la mère et qu'il vit après elle quelque temps dans la matrice; ceux qu'on à retirés vivant par l'opération césarienne dans le temps

---

(10) Nouveaux élémens de physiologie, tom. II, ch. IX, nº CCXI.

(11) Mémoire contre la légitimité des naissances tardives, Paris 1764.

où l'on ne faisait cette opération qu'après la la mort des femmes qui n'avaient pu accoucher, le prouvent d'une manière incontestable.

VII. S'il est vrai, comme nous venons de le remarquer, que le système circulatoire d'une femme grosse ne communique pas avec les vaisseaux du fétus, il n'est guère possible que les évacuations du sang qu'elle pourra essuyer durant le cours de sa grossesse puissent affecter l'enfant quelle a dans son sein ; c'est une chose dont il est bien facile de s'assurer. En effet, on voit assez souvent des femmes enceintes attaquées d'hémmorragies considérables sans que la marche de la gustation en soit interrompue ; les exemples en sont fréquens, et beaucoup de médecins en ont été temoins. Mr. Marteau qui a enrichi le journal de médecine de Mr. Roux d'un grand nombre d'observations intéressantes, rapporte plusieurs faits de ce genre dans celui du mois de juin 1768 Ce laborieux observateur semble avoir voulu pousser jusqu'à la démonstration la vérité que nous cherchons à prouver ; il y cite entre autres une femme grosse de huit mois qui perdit dans l'espace de douze heures, seize livres de sang par la vulve sans prendre mal. Mr. Astruc nous explique la raison pourquoi ces sortes d'hémorragies ne sont pas toujours suivies de l'avortement. Cette explication est faite avec toute l'habileté et l'exactitude qui caractérisent les recherches pathologiques de ce savant professeur ; ceux qui connaissent l'anatomie des parties qui composent l'appareil génital, peuvent facilement en apprécier la justesse. Il arrive souvent des pertes de sang utérines dans les femmes grossès, dit M. Astruc, mais de différente espèce et de différente nature; les unes, ajoute-t-il, ne viennent que du vagin ou si elles viennent de la matrice, ce n'est que des endroits où le placenta n'est pas attaché et par conséquent n'intéresse point la grossesse ou l'intéresse peu (12). Une remarque qui se présente ici naturellement et qui vient à l'appui de cette assertion, c'est qu'il y a beaucoup de femmes enceintes qui continuent d'être réglées comme de coutume jusqu'au terme ordinaire de l'acouchement. Que conclure de tous ces faits? que lorsque les pertes de sang ne proviennent point du découlement du placenta, elles ne portent aucun préjudice à la vie de l'enfant et qu'on ne doit par conséquent pas croire que la saignée puisse lui devenir meurtrière. Une observation de M. Mauriceau suffira pour mettre cette verité hors de doute. Ce fameux accoucheur fait mention d'une femme grosse qui fut seignée 48 fois, savoir 45 au bras, deux au pied et une à la jugulaire; une seconde le fut 90 fois, dont 22 au bras et deux au pied le 8me mois de sa grossesse. Cependant, ajoute-t-il, l'une et l'autre accouchèrent heureusement. Ces deux exemples suffisent pour faire juger du reste.

VIII. De tout ce qui précede, il résulte évidemment que bien loin que la saignée soit pré-

---

(12) Traité des maladies des femmes, liv 1, ch. 9

judiciable à l'état de grossesse, elle paraît au contraire lui être très-souvent salutaire ; c'est du moins le sentiment d'un grand nombre de médecins expérimentés. Tout le monde sait, dit M. le professeur Lieutaud, que la saignée vers le 3me, le 7me et le 9me mois, est utile à la plupart des femmes qui sont dans cet état (13). Nous ne chercherons pas à cumuler des citations superflues pour soutenir cette vérité. Nous nous contenterons de rapporter à cet égard l'opinion du respectable M. Dionis; ce pratitien distingué et d'un témoignage non suspect pense qu'il y a des circonstances où l'on doit y avoir recours peu de temps après la conception : c'est une coutume reçue par beaucoup de femmes grosses dit cet illustre professeur, de se faire seigner au 4me et au 7me mois de leur grossesse ; j'approuve cette conduite, mais je voudrais, ajoute-t-il, que celles qui sont sanguines, qui auraient leurs ordinaires en abondance et qui se sont blessées dans quelques grossesses précédentes, se fissent saigner quand elles se croient enceintes de sept semaines ou environ, afin de prévenir l'avortement qui n'arrive que par trop de sang porté à la matrice (14). Tel est aussi le conseil que donne M. le professeur Selle, dans son traité de médecine clinique, tom. 2, p. 137, trad. de l'allemand par M. D. Coray, m. La bonté de cette méthode prophylactique a été justifiée par les plus grands succès. Sur la quantité d'observations qui constatent son efficacité, nous ne ferons mention que de

(13) Précis de la médecine pratique, liv. 3, sect. 5

(14) Traité général des accouchemens, liv. 2, ch. 4.

celle que M. Boudon a consignée dans son grand ouvrage ; elle appartient à Aretée, et est bien digne de remarque ; nous pensons qu'on ne sera pas fâché de la retrouver ici : une femme qui avait fait trois fausses couches consécutives se trouvant grosse de deux mois, ressentit des douleurs à l'ombilic et aux lombes qui la menaçaient d'un nouvel avortement ; Aretée lui ordonna la saignée et aussitôt elle fut délivrée de ces douleurs. Les mêmes symptômes étant revenus précisément au temps accoutumé de l'écoulement de ses menstrues, il la fit de nouveau saigner tous les mois, jusqu'au huitième inclusivement, à mesure que les douleurs revenaient, de manière qu'au neuvième mois elle accoucha heureusement d'un fils (15). S'il nous était permis de donner notre sentiment après avoir cité une si grande autorité, nous dirions que nous avons employé le même moyen dans quelques cas à-peu-près semblables et que nous en avons obtenu les mêmes résultats. Mais ce n'est pas là de quoi il s'agit ; tout ce que nous voulons dire ici, c'est seulement pour montrer que les saignées que l'on peut faire aux femmes enceintes, n'empêchent pas les parties génitales de travailler à l'ouvrage de la génération, et qu'elles ne produisent jamais sur ces parties des effets capables de déterminer l'avortement.

---

(15) Abrégé de toute la médecine pratique, tom. 5, chap. 14, sect. 16.

IX. Quand un principe est vrai, les conséquences qui en dérivent sont toujours justes. Nous venons de voir que l'effusion du sang ne dérange point le mouvement génératif de la fécondation ; il nous reste maintenant à examiner s'il est vrai, comme plusieurs auteurs l'ont avancé, que son exaltation puisse causer ce dérangement. Ici il n'est pas question de raisonner, il suffit de bien observer et de nous en tenir strictement à l'observation ; ce guide est bien simple, mais il est aussi le plus fidèle. L'expérience nous apprend chaque jour que l'orgasme des humeurs excité par des exercices volontaires, n'intercepte nullement le cours de la grossesse; nous en avons une preuve évidente chez les femmes de la campagne qui sont dans cet état; elles se livrent au milieu des plus grandes chaleurs de l'été à des travaux pénibles et à des fatigues excessives qui augmentent beaucoup le mouvement de la circulation, mais cela ne les empêche pas de porter leur enfant sain et sauf jusqu'au terme de la perfection ; on ne voit pas plus de fausses couches au champ qu'à la ville ; ce fait est notoire et à la connaissance de tout le monde. Mais voici encore un autre fait non moins remarquable : la plupart des filles qui se trouvent embarrassées se tourmentent beaucoup, le sang est sans cesse agité par les inquiétudes que cet embarras leur donne. Pour déguiser leur état, elles sautent, dansent et font mille exercices propres à émouvoir la turgescence des fluides dans tout le système vasculaire. Malgré tous ces excès, il ne leur arrive jamais aucun accident ; elles conservent ordinairement leur fruit, comme celles qui se ménagent bien, jusqu'à l'époque accoutumée de l'accouchement.

X. Mais allons plus loin, la route que nous avons prise est celle de l'observation et de l'expérience ; elle nous menera probablement à la découverte de la vérité. Suivant un ancien préjugé, les émétiques sont au nombre de ces médicamens perturbateurs qui mettent le désordre dans le sanctuaire de la propagation ; les dires de nos maîtres sont pour beaucoup dans cette opinion ; ils ont fait croire que les secousses qu'éprouve la machine entière dans les efforts des vomissemens pouvaient troubler les fonctions génératives de la matrice et détruire l'ouvrage de l'engendrement. Quelque naturelle que paraisse d'abord cette induction, il nous sera facile cependant de démontrer combien elle est peu fondée ; c'est même une erreur contre laquelle on ne saurait s'élever avec trop de force parce qu'on ne peut jamais tirer de bonnes règles de pratique d'une hypothèse qui ne s'accorde pas avec les faits. Les lois de l'économie animale ne s'exécutent point au gré de nos spéculations méthaphisiques ; ceux qui ont jugé que les émetiques pouvaient abattre l'œuvre de la génération qui s'opère dans les organes reproducteurs, n'ont assurément pas calqué leur jugement sur des observations bien suivies. Ici, comme en toute autre chose, l'expérience vaut mieux que le raisonnement. Rapprochons-nous un peu plus des lumières de la nature; cette manière de considérer les objets nous les fera appercevoir plus distinctement. D'abord le vomissement est chez un grand nombre de femmes enceintes le premier signe de leur grossesse, les unes en sont tourmentées pendant les quatre premiers mois; d'autres continuent d'avoir cette incommodité jusqu'au temps ordinaire de l'enfantement; il paraît même que ce vomissement leur est très-salutaire. M. Raymond, médecin distingué de Marseille, dit que ce serait très-imprudent de l'arrêter (16). En général, les femmes qui en sont attaquées font des enfans très-gras et bien portans. Cette observation n'a pas échappé à la sagacité philosophique du célèbre M. Roussel: nous avons vu, dit ce sage médecin, nous avons vu des femmes grosses qui n'ont cessé de vomir pendant tout le temps de leur grossesse et qui pouvaient à peine parvenir à faire arrêter quelques mets légers dans leur estomac, mettre ensuite au jour des enfans bien constitués (17). Ces faits sont si frappans et si multipliés qu'il serait impossible de pouvoir les révoquer en doute.

XI. Depuis qu'on a fait ces observations, nombre de médecins éclairés se sont élevés au-dessus de la crainte de donner des vo-

---

(16) Traité des maladies qu'il est dangereux de guérir, tom. 2, chap. 2, art. 2.

(17) Système physique et moral de la femme et de l'homme, part. 2, chap. 5.

mitifs dans les maladies des femmes grosses, et les heureux résultats qu'ils en ont obtenus, leur ont fait connaître que l'appréhension ou l'on était que ces remèdes pouvaient provoquer l'avortement, n'était fondée que sur l'empire du préjugé. Ces observations sont aujourd'hui très-nombreuses et toutes fortifiées par des témoignages qui ne laissent aucun lieu de douter. Notre expérience personnelle nous en a fourni quelques exemples remarquables; nous en rapporterons un surtout fort extraordinaire, et qui par sa singularité mérite d'être connu: Madame G., de Châteauneuf-les-Martigues, avait fait huit fausses couches consécutives. Lorsqu'elle vint nous consulter, elle était alors enceinte de 3 mois de sa 9me grossesse. Cette femme avait le teint naturellement ictérique entremêlé de quelques tâches d'alphe blanc; elle éprouvait dupuis long-temps un suintement léucorroïque habituel. Dans toutes ses grossesses précédentes Madame G. n'avait rien épargné pour conserver son fruit, sa fortune la mettait à même de pouvoir employer les moyens que son état pouvait exiger, mais aucun ne lui avait été favorable. Après avoir reçu tous les renseignemens commémoratifs que nous crûmes nécessaires de lui demander, nous lui conseillâmes de prendre tous les mois un émetique en lavage; ce remède l'évacuait toujours par le haut et le bas. En même-temps, elle fesait usage des bols toniques composés avec le quinquina, le cachou et la conserve de rose rouge; la consultante prenait plusieurs de ces pilules dans les intervalles de ses repas, buvait par-dessus chaque prise deux ou trois tasses de tisane amère. On lui fesait matin et soir une friction aromatique sur toute l'habitude du corps. Il lui fut ordonné de faire de l'exercice autant que ses forces pouvaient le permettre sans se fatiguer. Quant au régime de vie, nous lui donnions la liberté de se nourrir selon son goût, persuadés qu'en pareil cas, les meilleurs alimens pour la malade sont ceux qu'elle mange avec plaisir. Par ces différens moyens, Madame G. parvint à conserver son fruit jusqu'au temps de sa perfection; à cette époque elle accoucha heureusement d'un enfant plein de vie, il mourut six mois après de la coqueluche. Madame G., devint ensuite grosse une 10me fois, elle ne fit point de remèdes et avorta spontanément vers le 7me mois. Après ce 10me avortement cette femme fit encore deux fausses couches sans causes manifestes. Enfin, redevenue enceinte une 13me fois, Madame G. vint de nouveau nous consulter, nous retrouvâmes chez elle les mêmes dispositions cachetiques que nous avions remarquées quelque années auparavant. En conséquence, nous lui prescrivîmes le même traitement que ci-dessus et nous en obtinmes les mêmes succès. Comme en premier lieu, chaque fois que la malade prenait l'émetique, elle se sentait soulagée de toutes les incommodités qui accompagnaient sa grossesse, les autres remèdes ne servaient qu'à maintenir ce soulagement. Arrivée au terme ordinaire de l'accouchement, Madame G., mit au monde une fille bien constituée; cette Dlle. est à présent dans sa quinzième année, elle est fort aimable et jouit d'une parfaite santé. Il y a maintenant dans les livres des praticiens quantité d'observations semblables. M. Balme, médecin du Puy-en-Velay, en a publié quelques-unes dans le journal de médecine de M. Roux, (décembre 1769), qui constatent bien réellement que les vomitifs ne sont point contraires au mouvement de la gestation et qu'il se trouve un grand nombre de cas où ils lui sont d'un bon secours. Si l'on a vu quelquefois survenir de fausses couches après l'administration de ces remèdes, on doit moins les attribuer à leur action qu'à celles des affections morbides dont les malades étaient attaqués. On peut facilement confondre ces prétendus mauvais effets des médicamens avec le désordre de ces affections; la prévention suffit souvent pour les charger de tous les accidens qui succèdent à leur usage. En médecine il y a plus d'illusions que de réalités, parce qu'il est plus aisé d'imaginer et de dire ce qui n'est pas, que de trouver ce qui est; mais les déductions qui ont pour base des faits ou des vérités reconnues, sont préférables à ce qui n'est appuyé que sur des hypothèses.

XII. Le jugement que nous venons de rendre à l'égard des émetiques, peut également s'appliquer aux purgatifs. Ces remèdes que l'on regardait comme nuisibles aux femmes enceintes, leur sont au contraire très-souvent salutaires; les médecins instruits le savent bien. il en est beaucoup aujourd'hui qui pourraient l'attester sans crainte d'être démentis. Il est vrai qu'Hypocrate (aphor. 25, sect. 5), n'en permettait l'emploi que depuis le 4me jusqu'au 7me mois. Cette restriction observée il y a trois mille ans par le père de la médecine, avait fait croire que si l'on administrait les purgatifs avant ou après ces temps, ils pourraient désorganiser l'appareil de l'engendrement. Quoique cette opinion paraisse fondée sur quelque apparence plausible de raison, elle n'est cependant plus soutenable. L'expérience nous a appris depuis long-temps qu'il n'y avait aucun inconvénient de donner, au besoin, des purgatifs aux femmes grosses dans tous les autres temps de leur grossesse, et quiconque voudra se donner la peine d'observer les faits avec attention, s'appercevra aisément que les évacuations tumultueuses du canal intestinal, qui résultent de l'administration de ces remèdes, ne produisent aucun effet contraire au travail de la génération, qui s'opère dans le laboratoire de l'utérus. Indépendamment de toutes les autorités qu'il nous serait facile d'assigner à l'appui de cette assertion, nous pourrions encore ajouter que nous avons souvent purgé nous-mêmes des femmes enceintes dans les différentes périodes de leur grossesse, et que non-seulement nous n'avons jamais vu qu'il soit résulté le moindre accident de ces purgations, mais qu'elles nous ont paru leur être très-favorables quand elles étaient indiquées par des maladies qui en réclamaient le besoin. S'il est arrivé que l'avortement soit survenu après l'emploi des purgatifs, ce n'est certainement pas à eux qu'il faut en imputer la cause, ils n'y avaient assurément aucune part; cet accident provenait alors plutôt de la mauvaise disposition des sujets sur lesquels on les a employés, que de l'action de ces médicamens. Ce sont là des ocasions particulières qu'il faut bien se garder d'envisager comme générales. En pratique il y a de rares exceptions qui ne doivent pas servir de règles; ce n'est point d'après de pareilles exceptions que doivent être établis les préceptes de notre art, mais bien sur les généralités des cas observés. Ceux qui consultent l'expérience des choses et qui jugent sans prévention, ne mettent pas sur le compte d'un remède le mal qu'il n'a pas fait; ils n'attribuent pas à l'art ce qui provient de la nature; pour être juste il faut donner à l'un et à l'autre ce qui leur appartient. Une réflexion qui nous parait ici bien importante et qui intéresse essentiellement la pratique, c'est que la plupart des remèdes que l'on regarde comme avortifs, sont ceux précisément que la thérapeutique prescrit pour prévenir l'avortement. En effet, ce n'est que sur les émissions sanguines, les émétiques et les purgatifs que l'on fonde chaque jour les succès du traitement des maladies des femmes grosses; ce n'est que par l'usage répété de ces trois moyens qu'on obtient le plus souvent la révolution heureuse de la grossesse; mille et mille observations cliniques déposent en faveur de cette vérité.

XIII. Poursuivons et tâchons de jetter un

nouveau jour sur cette matière délicate. De tout temps les bains généraux ont eu la mauvaise réputation de porter atteinte à l'ouvrage de la reproduction ; c'est par cette raison qu'Avicenne, cité par Moriceau, en défendait l'usage aux femmes grosses. M. Moriceau, lui-même, leur recommande de ne pas se mouiller de quelque manière que ce soit, de crainte, ajoute-t-il, que la matrice ne soit excitée à s'ouvrir avant qu'il soit nécessaire (18). Mais cette opinion ne peut plus tenir aujourd'hui contre les faits qui la réfutent ; les preuves sont trop spécieuses, elles ne peuvent détruire le sentiment établi sur l'expérience, qui, dans les choses physiques, doit toujours avoir le pas sur le raisonnement. Il nous serait bien facile de démontrer nous-même que les bains ne dérangent point le mouvement de la génération ; c'est un témoignage que nous pourrions rendre à la vérité ; mais nous n'avons pas besoin pour cela de recourir à nos propres observations. Le savant M. Levret, dont le renom offre des garanties irrécusables, la fait avant nous, et les preuves qu'il en donne sont toutes fondées sur des faits irréfragables. Il suffit de rapporter à cet égard l'opinion de ce fameux accoucheur, pour désabuser les personnes qui seraient encore imbues de ce préjugé. On est bien revenu aujourd'hui, dit M. Levret, de la crainte erronée où l'on était d'occasionner par les bains des fausses couches aux femmes grosses. La nécessité de les leur faire prendre pour les coliques nephrétiques et

---

(18) Traité des maladies des femmes grosses, liv. 1, chap. 9.

quand il est question de les faire passer aux grands remèdes dans le cas de vérole, et les succès journaliers de leur usage, sont des sûrs garans de la bonté de cette pratique (19). Si le témoignage de l'autorité peut ajouter quelque chose à la raison, nous invoquerons encore celui du célèbre Zimmermann ; ce grand médecin, qui a tant contribué à l'avancement de la science médicale, rapporte, sur la foi du savant Russel, que dans la Syrie les femmes enceintes sont dans l'habitude de prendre fréquemment de bains, et que c'est à cause de cette conduite qu'elles accouchent toutes très-heureusement dans cette contrée (20). Par tout ce que nous venons de dire, il est aisé de comprendre que les bains n'agissent pas sur le système génital d'une femme grosse de manière à troubler l'harmonie et l'intégrité de ses fonctions, que tout ce qu'on en a dit n'est fondé que sur des inductions purement théoriques ou des faits isolés dont on ne peut tirer que de fausses conséquences.

XIV. Reste encore une observation à ajouter, elle n'est pas moins importante. Nous avons dit et nous croyons avoir prouvé que les emmenagnogues, les saignées, les émetiques, les purgatifs et les bains ne pouvaient renverser les lois de la génération ; mais nous avons encore

---

(19) L'art des accouchemens, part. 4, chap 1, sec. 4, n° 1093.

(20) Traité de l'expérience en médecine, tom. 3, ch 7, trad. de l'allemand par M. Lefebvre, d. v. m.

sur ce point une grande erreur à combattre. Parmi les moyens que l'on a supposés capables d'opérer ce renversement, il n'y en a pas eu un plus absurde et plus contraire à la raison humaine que celui qu'on a consigné dans le recueil des voyages qui ont servis à l'etablissement de la compagnie des Indes; dans la premiere partie du tome 5me, pages 182 et 188, on trouve que dans l'île Formose, la religion ne permettant pas aux femmes de mettre des enfans au monde avant qu'elles aient atteint l'âge de 35 ans, les prêtresses foulent le ventre de celles qui deviennent enceintes avant cet âge pour les faire avorter. Aristote dit aussi que les Crétois emploient de semblales moyens pour parvenir aux mêmes fins. (Polit., l. 3). Il est permis de se rendre difficile sur l'authenticité de faits aussi éloignés des lois de la nature et de l'humanité, ceux qui les ont rapportés n'en ont certainement pas été témoins oculaires; c'est assurément d'après des bruits vagues et sur parole d'autrui qu'ils les ont publiés. Le goût du merveilleux a une éloquence à laquelle beaucoup de gens ont la faiblesse de se laisser prendre. Quoi qu'il en soit, la raison nous autorise à nous défier de ces versions lointaines. D'ailleurs quelle confiance doit-on donner à des récits aventureux, surtout quand ces récits viennent d'un tems où les hommes n'étaient point encore affranchis de tous les prestiges de la superstition; il faudrait à présent avoir un grand fond de crédulité pour y ajouter foi. Pour que nous pussions les admettre ici comme chose possible, il faudrait qu'ils fussent appuyés sur des faits au moins vraisemblables. Mais ils manquent du fondement qui pourrait donner quelque créance aux paroles, quelque apparence de raison; car pour peu qu'on fasse attention à la connexion qui existe entre les parties qui constituent l'organisation animale, on concevra facilement qu'il est impossible de fouler de cette manière les organes de la multiplication sans offenser les autres organes adjacens; ces pressions violentes ne borneraient pas exclusivement leurs ravages à la lésion de l'appareil génital. Outre les douleurs insuportables qu'elles occasionneraient à la femme sur laquelle on les exercerait, les muscles de l'abdomen, le péritoire, la matrice même et tous les viscères du bas ventre en seraient tellement meurtris, que l'inflammation et la mortification qui surviendraient aussitôt à ces parties, feraient plutôt périr la mère que l'enfant qu'elle aurait dans son sein. L'intromission d'agens avortifs dans la cavité utérine par le museau de tanche, aurait assurément le même résultat. On peut en juger d'après la disposition organique et la sensibilité excessive de cet orifice. Pendant la grossesse, l'entrée de la matrice est tout-à-fait fermée; elle ne s'ouvre que de dedans en dehors par la force de la contractilité expultrice de ce viscère; sans le secours naturel de cette force, tous les moyens qu'on pourrait employer pour l'ouvrir de dehors en dedans, et rompre les adhérences qui attachent l'enfant à la mère, causeraient des accidens funestes (21).

(21) Toutefois, parce qu'une fausse couche aura des suites fâcheuses, il ne faut pas en conclure qu'elle a été

XV Ainsi, en rapprochant tout ce que l'expérience nous a appris, nous voyons que de quelque manière qu'on agisse sur le corps d'une femme enceinte, on ne peut jamais porter directement et d'une manière exclusive le fruit de cette action jusques dans l'appareil génital; et que ce ne serait qu'en mettant en péril la vie de la mère qu'on pourrait atteindre celle de l'enfant. Or, c'est une grande erreur de croire qu'on peut à volonté les faire blesser en employant les mêmes causes qui ont produit des avortemens inopinés, sans être suivis d'aucun accident fâcheux; lorsqu'on sera un peu mieux éclairé sur cette matière, on verra clairement que c'est une chose tout-a-fait impossible. Ici les mêmes moyens ne conduisent pas aux mêmes fins. Les résultats sont bien dif-

---

forcément provoquée par l'emploi volontaire des moyens illicites; la blessure est par sa nature extrêmement dangereuse. M. le professeur Lieutaud, dans son traité de médecine pratique, liv. 3, sect. 1, dit qu'on doit toujours la regarder comme une maladie fort grave. C'est l'opinion de M. Raulin; ce savant médecin observe avec raison que lorsque la grossesse est avancée, l'avortement est très-dangereux par les pertes, l'inflammation, la gangrène que souvent il occasionne, et quelquefois par les dispositions contre nature avec lesquelles le fétus se présente à l'orifice de la matrice. *Instruct. succinct. sur les accouch.*, *chap.* 12. *sect.* 3. La grande réputation de ces savans médecins nous dispense d'en citer d'autres non moins recommandables qui professent les mêmes principes.

férens lorsqu'on emploit ces moyens volontairement ou qu'ils arrivent par hazard. Si cela avait besoin d'être prouvé, nous ferions d'abord observer qu'on voit tous les jours des fausses couches occasionnées par des efforts et des chûtes inopinées, tandis que les mêmes excès faits à dessein ne donnent jamais lieu à cet accident. Il semble qu'un génie protecteur, destiné par son essence à veiller à la conservation des individus, détourne les causes meurtrières qu'on emploit pour les atteindre de l'endroit où l'on a voulu les diriger. Pour mieux expliquer notre pensée, arrêtons-nous un moment sur cette hypothése, nous y trouverons assurément des preuves solides en faveur de la vérité que nous avons entrepris d'établir. De tout tems les médecins les plus célèbres ont reconnu qu'il y avait en nous une puissance indépendante de l'état du corps qui résiste aux causes destructives qui le menacent, autant que le permet sa propre énergie ; cette puissance qu'ils ont designée sous le nom de nature et à laquelle ils attribuent généralement la guérison d'un grand nombre de maladies, paraît non seulement protéger de tout son pouvoir les produits de l'engendrement, mais encore le défendre invinciblement contre toutes les tentatives que l'on pourrait faire dans l'intention de le détruire ; sans elle, la plupart des femmes qui conçoivent illégitimement, ne porteraient jamais le fruit de la conception jusqu'au terme prescrit par la nature. Et certes, ici nous n'avons pas besoin de nous étayer sur des preuves authentiques, les faits parlent assez haut pour nous, et seraient assez nombreux pour faire décider la question d'une manière définitive. En effet, on voit assez souvent des femmes se blesser après une immersion inattendue, mais celles qui se jettent dans l'eau avec intention ne prennent jamais mal. Rassurée d'avance par la préméditation, la nature n'obéit point à leur volonté ; l'avertissement lui donne toujours une force de résistance supérieure à l'action qu'elle éprouve. Nous en appelons à tous les observateurs attentifs ; combien de fausses couches ne sont-elles pas survenues à la suite d'un devoiement morbifique, mais voit-on que les abondantes évacuations alvines exitées par l'emploi des purgatifs drastiques opèrent le même effet ? nous ne sommes pas les premiers à faire cette remarque, bien d'autres s'en sont apperçus avant nous. Mr. Planque, dans sa bibliothèque choisie de médecine, tom. 3, pag. 86 et suivantes, rapporte l'histoire de plusieurs femmes grosses qui s'étaient purgées violemment durant tous le temps de leur grossesse, sans qui leur fût arrivé aucun accident. Qu'on examine bien attentivement tous ces faits et l'on en verra sortir une vérité fondée sur une expérience générale.

XVI. Les fausses idées qu'on s'est formées sur l'avortement présumé criminel, dérivent de la fausse opinion où l'on est de pouvoir faire agir la nature comme elle agit elle-même dans l'avortement accidentel ; mais c'est là une prétention de laquelle il faut se désabuser, car quel œil est assez perçant pour voir les ressorts que la nature met en œuvre dans cette circonstance ? Peut-on connaître précisément la voie qu'elle prend pour parvenir à ce but ? non sans doute, eh bien ! convenons-en de bonne foi, dans ce cas la nature emploit des moyens bien différens des nôtres et ils nous sont tout-à-fait inconnus ; elle est trop maîtresse de ses opérations ; envain voudrait-on empiéter sur ses droits ; l'exemple de bien de malheureuses qui emploient inutilement toutes les ressources imaginables pour prendre mal, fait voir chaque jour qu'il n'est pas en notre pouvoir de changer ses dispositions. En veut-on une preuve décisive ? la voici : elle a été consignée dans le journal de médecine de Mr. Vandermonde (mai 1761) ; nous l'empruntons de ce savant journal ; c'est M. de Lamasière, médecin conseiller du roi, docteur régent de la faculté de médecine en l'université de Poitiers qui l'a fournie : j'ai vu, dit ce savant médecin, j'ai vu des femmes qui s'etaient fait saigner plusieurs fois tant au bras qu'au pied pour se défaire de leur fruit ; qui s'étaient servies des émétiques et des emmenaguogues les plus actifs sans pouvoir reussir dans leurs pernicieux desseins. Hoffmann confirme ces observations dans sa dissertation *de lesionibus ex terris abortivis venenis ac philtris*. Peut-on se refuser à de pareils témoignages ? qu'exigerait-ou de plus pour être couvaincus ? Quant à nous, nous y avons une entière confiance et nous pensons qu'on ne peut rien dire de plus persuasif pour soutenir la vérité que nous cherchons à prouver.

XVIII. Conséquemment à toutes ces considérations, nous croyons pouvoir raisonnablement conclure, que toutes les causes alléguées de l'avortement prétendu criminel, sont des causes purement imaginaires aujourd'hui, reconnues généralement pour incapables de produire cet effet. Deux principaux faits méritent d'être spécifiés à l'appui de cette conclusion ; l'un est relatif à la situation anatomique de l'enfant dans le sein maternel. Renfermé dans la matrice et enveloppé de membranes pleines d'eau, le fétus ne peut être affecté par les impressions offensantes des corps extérieurs. Suivant l'opinion de tous les médecins, les parties qui n'ont pas de nerfs ne peuvent être douées d'aucune sensibilité ; le placenta, l'amnios, le charion et le cordon ombilical sont dans ce cas ; de sorte que la mère ressentirait seule le mal de ces impressions. Par sa situation anatomique, le fétus est également à l'abri de l'action délétère de tous les breuvages malfaisans; sa position le rend inaccessible aux effets de ces breuvages, témoin cet enfant dont parle l'auteur de l'embryologie sacrée, qui fut tiré vivant d'une femme morte par le poison(21). Au reste, la physiologie nous apprend que les fonctions assimilatrices du système gastrique convertisent en chyle toutes les substances susceptibles d'être digérées, aucune ne passe dans les voies lactées sans avoir subi cette conversion ; elles n'entrent par conséquent pas dans les organes de l'économie animale avec leurs qualités vénéneuses. Celles qui sont réfractaires à cette action digestive, dit M. le professeur Richerand, celles que les sucs gastri-

(21) Abrégé de l'embryologie sacrée, liv. 2, ch 1.

ques ne peuvent enveloper, émousser, dénaturer, telles que le sublimé, l'émétique l'opium, jouissent seules de la propriété de troubler l'action du tube digestif qui se révolte contre tout ce qui lui résiste (22). En conséquence, il ne doit y avoir que le canal alimentaire de la mère qui puisse être endommagé par les ingrédiens dangereux; le fétus ne peut en recevoir les effets pernicieux que secondairement, et sa perte, si elle a lieu, ne surviendra jamais que par contre-coup après la mort de celle qui le porte (23) En partant de ce point de vue fondamental, c'est-à-dire, lorsqu'on prendra pour guide les lumières de l'anatomie raisonnée et la physiologie du corps humain, on verra clairement que les qualités spécialement avortives dont on a gratifié certaines substances pharmaceutiques, n'ont pour base que des assertions hasardées, constamment démenties par des faits ultérieurs mieux obsevés.

---

(22) Nouveaux élémens de physiologie, t. 1, n° 3.

(23) Nous n'avons malheureusement que trop d'exemples à l'appui de cette triste vérité, mais nous nous bornerons à en reproduire deux dont le célèbre M William-Hunter a été témoin. Ce médecin a soigné deux filles malades dont il soupçonnait la conduite, qui moururent l'une et l'autre avec des tranchées affreuses accompagnées de convulsions. Lorsqu'on vint pour emporter les corps, on trouva dans l'un des lits un enfant mort et qui n'était pas entièrement venu à terme, étendu auprès de sa malheureuse mère. L'autre offrit le même spectacle, hormis que l'enfantement était resté imparfait. — *Bulletin des sciences médicales*, 5e *année*, *tom.* 5. — 1810.

XVIII. L'autre fait qui, dans cette circonstance, mérite une égale attention, c'est cette grande quantité d'enfans trouvés qui naissent annuellement en France. Suivant le mémoire de M. de Chateauneuf-Benoiston, le nombre de ces enfans va même toujours en augmentant dans ce royaume ; cet écrivain observateur dit qu'en 1789 on en complait 54,000 ; en 1809, 69,000; en 1815, 84,000 ; et en 1822, 138,500. Nous avons vu dans un journal du temps, le constitutionnel du 5 juin 1826, qu'en 1824, il était né à Paris seulement 10,221 enfants naturels et qu'un honorable membre de la Chambre des députés, Mr. de Beaumont, dans un discours plein d'éloquence et de verité, avait fait remarquer à l'assemblée législative que ces naissances suivaient une progression supérieure à celle de l'acroissement de la population. Étonnée sans doute de cette progression, la société d'émulation et d'agriculture du département de l'Ain ouvrit, en 1830, un concours où l'on décernait une médaille d'or de la valeur de 600 francs, *à celui qui indiquerait les moyens qui, d'accord avec l'équité et nos lois fondamentales, pourrait contribuer à diminuer le nombre de ces enfants et proposer un émploi de leur temps, utile surtout à leur avenir et qui offrit s'il était possible, quelque compensation à l'état.* Que répondre à ces généreux phylantropes, ces bienfaiteurs de l'humanité ! selon leur programme, il faudrait d'abord indiquer des moyens pour diminuer la multiplication des enfans trouvés ; on ne saurait donner trop d'éloges à des intentions aussi louables, nous y applaudirions, mais nous ne pensons pas qu'il soit possible d'obtenir cette diminution. La fécondité des femmes est dans l'ordre de la nature, il n'est au pouvoir de personne de les empêcher de concevoir ni de détruire le produit de la conception. Nous l'avons dit et nous sommes convaincus que si dans le monde on connaissait des moyens à l'aide desquels on pût sciemment opérer cette destruction, il n'y aurait certainement pas autant de grossesses clandestines, et le nombre des enfans naturels ne serait pas non plus aussi considérable. La crainte du deshonneur, l'idée seule de la honte qui jette quelquefois les femmes dans le plus grand désespoir, en déterminerait beaucoup à les employer pour se soustraire à l'oprobre public et sauver ainsi leur réputation.

XIX. Jusquici nous avons tâché de prouver qu'il était au dessus de la puissance humaine de pouvoir exciter une révolution dans l'appareil reproducteur jusqu'au point de bouleverser l'ordre et le mouvement de la génération. Mais maintenant faisons plus ; supposons, si l'on veut, qu'il soit possible d'opérer ce bouleversement par l'emploi résolu de quelques médicamens subversifs ; à quels indices pourrons-nous reconnaître si l'action de ces médicamens est la cause occasionnelle de l'événement ou s'il a été produit par un vice de conformation dans le système organique de l'engendrement? cette question est fort importante par la nature de l'objet qu'elle embrasse et nous parait en même temps très-difficile à résoudre. En effet, pour pouvoir apprécier l'un et l'autre cas avec justesse, il faudrait qu'il y eut des signes spécifiques pour l'avortement forcé volontairement et d'autres signes qui ne convinsent qu'à l'avortement involontaire; que ceux qui caractériseraient le premier, lui fussent tellement propres qu'ils ne pussent jamais se rencontrer dans le second, *et vice versà*. Au moyen de ces conditions caractéristiques, on pourrait discerner avec quelque certitude la cause principale de l'accident. Mais ces conditions nous manquent, ou si elles existent, nous ne les connaissons pas assez. Expliquons bien ceci : d'ordinaire les symptômes qui accompagnent les fausses couches en général, se trouvent également réunis dans celles qui arrivent spontanément comme dans celles qui ont été forcément provoquées par des causes violentes; la séméïotique ne met aucune différence sensible dans l'ordre de ces phénomènes. Il y a plus: ici les effets des causes prochaines ressemblent presque toujours parfaitement aux effets des causes éloignées, et la multiplicité de ces causes est si grande que, de l'aveu de tout les médecins, il serait impossible à l'esprit le plus éclairé de pouvoir les démêler toutes exactement.

XX. Or soyons de bonne foi, s'il est vrai, comme nous venons de l'observer, qu'il n'y ait aucun trait assez marquant qui distingue l'avortement spontané de l'avortement soi-disant volontaire, ne pourrait-on pas prendre l'un pour l'autre, et confondre ainsi l'innocent avec le coupable? Si nous avions bien posé cette question, elle serait bien propre à faire sentir combien il faudrait user de prudence et de circonspection pour ne pas encourir la honte qu'il y aurait de commettre une pareille méprise. Il est d'autant plus à propos d'insister sur cette considération, que dans l'un et l'autre cas la cause de la blessure peut n'être pas visible, elle peut aussi avoir disparu ou être effacée à un point qu'il sera physiquement et moralement impossible de pouvoir la reconnaître. Comment pourra-t-on savoir alors avec précision, si la fausse couche est survenue par hasard ou si elle a été forcée par l'abus des causes présumées avortives; c'est ce qui n'est pas facile de déterminer avec exactitude. Cependant il paraît qu'on n'a pas toujours eu égard à cette difficulté. Dans quelques cas de cette nature où aucun indice physique n'indiquait la cause de l'événement, la prévention, qui est toujours féconde en conjectures, en a inventé d'imaginaires; elle y a suggéré des soupçons en faveur de l'avorte ment criminel qui se sont élevés jusqu'au degré d'une conviction morale; des-lors, on a cru avoir deviné ce qu'on ne pouvait pas découvrir, la possibilité s'est changée en certitude et l'opinion est devenue une vérité. Mais, ne craignons pas de le dire, doit-on juger une chose qui intéresse de si près la sureté des citoyens d'après les seuls témoignages de la présomption ? nous ne le pensons pas; un objet de si haute importance mérite, ce nous semble, d'être discuté avec le calme d'une raison plus juste et plus sévère. Celui qui oserait aujourd'hui établir un pareil jugement sur des suppositions aussi suspectes, manquerait à la fois aux principes de l'art et aux lois de la justice. En effet, pour la conviction du crime, la jurisprudence médicale exige, comme une condition essentielle, que les rapports des médecins soient calqués sur des preuves évidentes, elle leur défend de prononcer qu'il y a délit s'ils ne peuvent montrer le corps du délit. M. le professeur Belloc, qui a senti toute l'importance de cette condition, , dit en termes exprés : que pour résoudre les questions qui font la matière de la médecine lègale, il faut y voir aussi clair qu'en plein jour, *sole clarius* (24). Ce précepte est fort sage; il devrait nous servir de règle. Si on l'avait toujours suivi à l'égard de l'avortement prétendu criminel, nous n'aurions pas à déplorer le sort d'un grand nombre de victimes innocentes.

XXI. Par le même motif que nous avons allegué plus haut (n°.11), nous n'entreprendrons pas d'énumérer ici différens exemples qui seraient plus que suffisans pour prouver combien il est dangereux de décider qu'une fausse couche a été provoquée dans un criminel dessein, lorsqu'on ne connait pas pertinemment la cause qui l'a produite; une matière aussi grave nous entrainerait trop loin, et nous éloignerait de notre sujet. Nous nous permettrons seulement d'observer qu'une telledécision doit être fondée sur des faits positifs; car, ne le dissimulons point, si c'est une faute d'affirmer que la blessure est accidentelle

---

(24) Cours de Médecine légale, p. 314.

quand elle aura été forcée volontairement par l'emploi illicite des moyens avortifs ; ce sera une faute beaucoup plus grande encore de l'attribuer à l'effet de ces moyens quand elle sera survenue casuellement. Or, quelle réserve ne demande pas un jugement semblable ! un médecin consciencieux et éclairé verra combien il est difficile de le porter avec confiance et ne se laissera pas séduire par des visions trompeuses. L'écueil le plus à craindre et contre lequel l'inexpérience paraît avoir donné , c'est d'avoir pris les apparences pour des réalités ; mais on l'évitera toujours cet écueil, si entre les différentes probabilités qui peuvent se présenter , on a le soin de se laisser conduire par celles qui indiquent l'avortement involontaire. Du moins si l'on venait à se tromper , l'erreur n'aurait jamais de résultats aussi déplorables. En envisageant les choses sous ce nouveau point de vue, nous faisons une concession à ceux qui croient à la possibilité de l'avortement volontaire; mais nous la faisons cette concession sans dévier de nos principes ; c'est-à-dire , avec la condition expresse qu'ils n'admettront jamais que les causes présentes de l'avortement et qu'ils considéreront toujours celles qui n'apparaissent pas comme absolument inconnues. Nous l'avons dit , mais nous ne saurions trop le répéter (car le sujet le mérite) , dans des circonstances aussi délicates on ne doit rien tirer des conjectures ; si nous avions la faiblesse de nous arrêter à de pareilles investigations , nous risquerions de tomber dans des erreurs dont les conséquences seraient autant malheureuses qu'irréparables.

XXII. On nous trouvera peut-être un peu trop rigides sur le degré de certitude que nous voulons exiger pour savoir si la fausse couche est arrivée fortuitement ou si elle a été déterminée par l'action volontaire de quelque cause violente ; mais si l'on réfléchit attentivement sur les fâcheuses conséquences qui peuvent résulter de l'omission des règles que nous venons d'établir, on conviendra avec nous que bien loin d'être trop sévéres nous ne le sommes peut-être pas assez, il s'agit ici d'un objet qui intéresse à la fois la vie et l'honneur des hommes, ce sont là des choses trop chères à l'humanité pour les hasarder sur un assemblage d'inductions fausses et d'analogies illusoires. Nous avons dit et nous croyons avoir démontré qu'il est impossible à une femme enceinte de pouvoir se défaire volontairement de son fruit, et qu'il n'y a point de moyens à l'aide desquels on puisse séparer les liens qui les tiennent ensemble. Si cette démonstration est juste, comme elle l'est effectivement, quel compte doit-on tenir des raisons qu'on pourrait donner pour soutenir la possibilité de l'avortement criminel ? aucun, attendu que l'idée d'un pareil avortement ne serait alors suscitée que par des faux témoignages ou par de suppositions gratuites et d'absurdes préjugés.

XXIII. Il suit de là, par une conséquence rigoureuse, qu'il ne faut ajouter aucune confiance à tout ce que contiennent là dessus les auteurs de l'antiquité ni même ceux des derniers siècles, parce qu'ils n'ont fait sur le point dont il sagit qu'adopter, sans examen, la crédulités superstitieuses des anciens. Quel que soit le respect que nous ayions pour nos grands maîtres nous ne devons les écouter que quand ils méritent de l'être ; on peut, sans manquer à la juste déférence que nous leur devons, ne pas suivre aveuglement leurs doctrines lorsqu'elles compromettent l'intérêt de l'humanité. Il est des erreurs qui quoique généralement répandues ne sont pas moins des erreurs; l'antiquité ou l'universalité d'un sentiment n'est pas toujours le sceau de la vérité, plus l'origine d'une opinion est ancienne, plus elle approche des temps fabuleux. Les tribunaux qui au sujet de l'avortement présumé criminel, prendraient aujourd'hui pour base de leurs décisions juridiques les autorités d'Aristote, de Pline, de Galien, d'Aëtius, d'Albert le grand, etc., ne rendraient certainement pas des jugemens bien équitables, parce que les nouvelles connaissances qu'on a acquises depuis ces grands écrivains, nous ont fait appercevoir qu'ils étaient tombés dans de graves erreurs sur ce sujet. Il importe donc beaucoup que ce point de juridiction médicale soit mieux approfondi et basé sur des principes plus solides. L'intérêt de l'humanité le demande; la justice qui ne marche ici qu'à la lueur du flambeau de la médecine, suivra une voie plus juste quand elle sera guidée par les véritables lumières qui doivent la diriger.

XXIV. Sans trop nous écarter du point principal qui nous occupe, nous ferons là-dessus une digression bien digne de remarque et qui se rattache en quelque sorte à notre sujet. Une loi de Henri II condamnait au supplice une fille dont l'enfant était mort, si elle n'avait pas déclaré sa grossesse aux magistrats ; la seule suspicion du délit suffisait alors pour instruire et convaincre; aucune circonstance atténuante ne pouvait modifier cette condamnation, mais on est revenu depuis ce temps à des maximes beaucoup plus humaines. Avant de juger une femme prévenue du crime d'infanticide, la justice s'enquiert des gens de l'art pour savoir si son enfant est né vivant, s'il a péri d'une mort violente ou d'une mort naturelle. Au moyen de ces enquêtes, on a eu le bonheur de sauver la vie à un grand nombre de femmes innocentes qu'on n'aurait pas manqué avant de faire mourir ignominieusement. Un des médecins qui ont acquis le plus de droits à la reconnaissance publique, un écrivain aussi distingué par l'élévation de son talent que par son humanité, M. William-Hunter, dans une lettre adressée à la société royale de Londres (25), soutient avec cette persévérance qu'inspire seule une conviction profonde, que dans ces occasions malheureuses, les femmes sont beaucoup moins coupables qu'on ne le suppose. L'auteur appuye son opinion sur les résultats d'une longue expérience et il cite des exemples très-sensibles. MM. les Docteurs Gall et Spunzheim, ces phylantropes éclairés, qui ont tant contribué aux progrès de la médecine judiciaire, professent

---

(25) La société médicale d'émulation de Paris a consigné cette lettre dans le bulletin des sciences médicales 5me année, tom. 5, 1810, et lui a rendu toute la justice que mérite une production aussi remarquable.

les mêmes principes avec toute la chaleur de leur âme, et les étayent sur des observations pleines de sagesse et de perspicacité (26). Mais il a fallu bien du temps pour changer l'opinion publique à cet égard, et il ne faut pas en être surpris, parce qu'il est toujours difficile de détruire les vieilles erreurs accréditées ; les préjugés antiques ont souvent plus de droit sur l'esprit des hommes que les vérités nouvelles les mieux établies ; ce n'a été qu'après des observations multipliées et des écrits sans nombre qu'elles ont pu se faire jour et que la raison a prévalu sur la loi. Si dans les annales de la législation criminelle, il existe quelques époques qui intéressent plus particulièrement l'humanité, celle où l'on a commencé de rendre plus de justice aux femmes accusées d'infanticide occupe le premier rang. Cette victoire que la civilisation a heureusement gagnée sur les siècles de barbarie, nous fait espérer le même succès concernant la question de l'avortement prétendu volontaire. Cette question n'est pas moins importante ; elle réclame aussi les lois de la droiture et de l'équité. Nous avons montré par un grand nombre d'observations théoriques et pratiques, qu'un pareil avortement était désavoué par la nature, et constamment démenti par l'expérience ; il est dans l'intérêt de la justice, de la médecine et de l'humanité que cette vérité soit connue de tout le monde.

FIN.

(26) Voyez l'ouvrage de ces deux savans célèbres qui a pour titre : des dispositions innées de l'âme et de l'esprit, pag. 300 et suiv.

www.ingramcontent.com/pod-product-compliance
Ingram Content Group UK Ltd.
Pitfield, Milton Keynes, MK11 3LW, UK
UKHW020445180726
13839UKWH00004B/1627

9 782329 482552